Morel.
Considérations
sur les causes
du Goitre
N. 1851.

CONSIDÉRATIONS

SUR LES CAUSES

DU GOÎTRE ET DU CRÉTINISME

ENDÉMIQUES,

A ROSIÈRES-AUX-SALINES (MEURTHE).

NANCY, IMPRIMERIE DE VAGNER,
Rue du Manége, 3.

CONSIDÉRATIONS

SUR LES CAUSES

DU GOÎTRE ET DU CRÉTINISME

ENDÉMIQUES

A ROSIÈRES-AUX-SALINES (MEURTHE),

PAR M. MOREL,

MÉDECIN-EN-CHEF DE L'ASILE PUBLIC D'ALIÉNÉS,
A MARÉVILLE (MEURTHE).

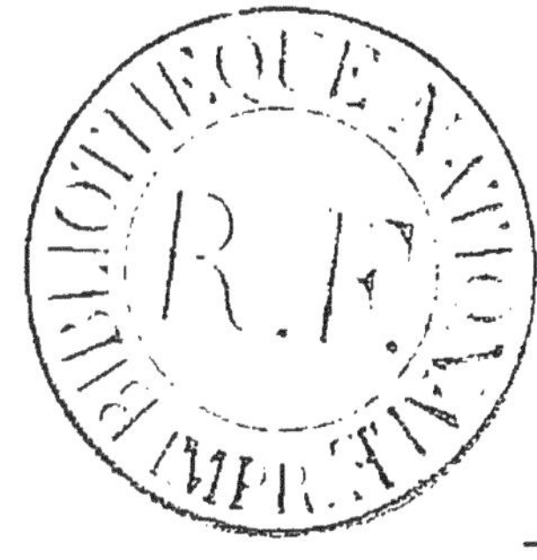

NANCY,

IMPRIMERIE DE VAGNER, RUE DU MANÉGE, 3.

1851.

CONSIDÉRATIONS

SUR LES

CAUSES DU GOÎTRE

ET DU CRÉTINISME ENDÉMIQUES

A ROSIÈRES-AUX-SALINES (MEURTHE),

---

§ 1.

La question posée par le Congrès exerce depuis un demi-siècle surtout la sagacité des médecins; elle éveille la sollicitude des Gouvernements; elle est digne de fixer l'attention de savants réunis dans un Congrès, pour donner une consécration nouvelle à tous les principes qui peuvent faire avancer la science et adoucir les souffrances de l'humanité. C'est à ce double point de vue que la question du crétinisme peut être envisagée.

En recherchant les causes du crétinisme et du goître à Rosières, je devais nécessairement aborder les éléments de la prophylaxie; mon travail, sans cela, n'aurait pas été complet. En effet, désespérant d'apporter dans l'étiologie de ces affreuses maladies plus de lumière que n'en ont fait jaillir les écrits de Fodéré, de Saussure, de Malacarne, de Maffei, de Rösch, ainsi que le mémorable rapport tout récemment encore publié par la commission scientifique chargée d'étudier dans le Piémont les causes du goître et du crétinisme, je devais appeler l'attention des savants réunis dans ce Congrès sur la possibilité de combattre les causes de la maladie endémique qui règne à Rosières. Il me suffisait, pour cela, de raconter simplement ce que j'ai pu voir et observer. Les conclusions se déduiront tout naturellement de l'exposé historique que je vais avoir l'honneur de lire en présence de cette assemblée.

Une autre considération m'a guidé encore; permettez-moi, Messieurs, de l'émettre devant vous.

Placé dans un asile où sont réunis sept cent quatre-vingts aliénés, mon esprit a dû nécessairement se porter vers la recherche des causes qui obligent d'isoler tant de malheureux. Les aberrations de l'esprit humain se présentent chez nous sous toutes les formes. Nous n'avons pas seulement à traiter des malades dont l'intelligence est lésée, mais notre sollicitude s'étend encore à des infortunés chez lesquels la raison ne s'est jamais développée : nous avons affaire à des idiots, à des imbéciles de naissance et à des crétins. Les causes de ces déplorables maladies nous frappent journellement. Nous voyons que leur génération doit être étudiée aussi bien dans les conditions physiologiques que dans les conditions intellectuelles et morales, en dehors desquelles l'existence humaine ne se pourrait comprendre ; et c'est parce que nous sommes imbu de cette vérité, que nous recherchons aussi à replacer l'humanité si tristement déchue dans les véritables éléments de sa régénération intellectuelle, physique et morale. Or, Messieurs, pourquoi serait-il impossible d'étendre au dehors ce qui se fait dans l'intérieur de nos asiles? Le traitement physique et moral à l'aide duquel il nous est souvent possible de reconstituer les éléments déchus ou pervertis de notre humanité, ne pourrait-il donc pas s'appliquer à certaines conditions sociales existant en dehors d'un hospice d'aliénés ?

Que Rosières, sous ce rapport, nous serve d'exemple!

Vous allez voir, Messieurs, avec moi, une population de 2,250 individus dont les trois cinquièmes au moins vivent dans les conditions les plus déplorables : j'ai trouvé dans cette population, et je n'ai pris que les types les plus saillants, 32 crétins et 240 goîtreux; et si maintenant vous voulez savoir le chiffre des crétins et des goîtreux dans les pays les plus maltraités par ces affreuses maladies, il nous sera facile de vous satisfaire, car nous possédons les chiffres publiés par la commission scientifique du Piémont. Les provinces où cette affection sévit avec le plus d'intensité sont la Maurienne, la Tarentaise et la vallée d'Aoste.

La Maurienne sur	62,344 hab.,	compte	2,25	crétins sur 100.
La Tarentaise	216,688	—	1,45	—
La vallée d'Aoste	78,110	—	2,79	—

Maintenant, pour tout le Piémont, dont la population est de 2,651,106 habitants, le nombre des goîtreux est de 8,23 pour 1,000 habitants et de 0,82 pour 100; celui des crétins s'élève à 2,67 pour 1,000 habitants et à 0,27 environ pour 100 ; cette proportion considérable, dit un savant médecin français, M. Brière de Boismont, prouve suffisamment combien était fondée la sollicitude du roi pour cette portion de ses sujets. Reportons-nous maintenant à Rosières.

Sur une population de 2,250 habitants (recensement de 1846), nous trouvons 32 crétins; soit 1,42 pour 100.

Nous comptons 240 goîtreux; soit 10,66 pour 100 et 1 6,66 par 1,000.

C'est-à-dire que le nombre des crétins et des goîtreux se trouve plus considérable, abstraction faite de la population générale, à Rosières que dans le royaume de Piémont.

La Tarentaise, une des provinces de ce pays qui en compte le plus, nous présente 1,45 pour 100 et Rosières 1,42.

Et cependant, nous n'avons pu prendre, comme j'avais l'honneur de vous dire, que les types les plus saillants dans les deux catégories de maladies ; malgré l'obligeance des personnes qui ont bien voulu guider nos pas, nous n'avons pu entrer dans toutes les habitations qui renferment ces malheureux ; nous avons dû laisser de côté une certaine quantité d'imbéciles, d'idiots, de demi-crétins, de demi-goîtreux, qui, dans une statistique rigoureuse, devraient se rattacher à l'ensemble. En vous donnant, Messieurs, de prime abord ces chiffres, nous avons un but : celui de justifier la tendance que je vous ai signalée dans le principe, et qui est de faire ressortir des faits que nous avons réunis les éléments d'une bonne prophylaxie ; nous n'avons pas l'espoir d'être plus heureux que nos devanciers dans la recherche des causes, mais nous avons la ferme confiance de provoquer vos sympathies à l'égard de tant d'infortunés, et d'éveiller, par la même occasion, la sollicitude de l'administration éclairée d'un des départements les plus considérables et les plus importants de la République française.

§ 2.

Rosières-aux-Salines est, d'après la Statistique historique et administrative de M. Henri Lepage, une petite ville de l'ancien duché de Lorraine, aux pieds d'un coteau qui la sépare de Saint-Nicolas, vers le point où le bassin de la Moselle se rapproche le plus de celui de la Meurthe.

D'après le même savant, « Rosières se trouve partagé en » trois parties par deux bras de la Meurthe, un troisième » passe environ à un kilomètre nord de la ville. Neuf ponts, » dont trois en bois sur la chaussée allant à Lunéville, servent

» à l'écoulement des eaux pendant les inondations. Le terri- » toire de Rosières est un des plus fertiles du département, à » raison des diverses variétés de sol qu'on y rencontre; toutes » les céréales, toutes les plantes cultivées en Lorraine y réus- » sissent; on y cultive la vigne en grand, et les vins, sur- » tout ceux du plat pays, sont fort estimés.... La plaine pré- » sente d'anciennes tourbières, d'une admirable fécondité; » le reste est un sol d'alluvion riche et fertile. Sur les co- » teaux, on trouve des marnes irisées et le calcaire litho- » graphique; à peu de profondeur, d'immenses carrières de » gypse en pleine exploitation, et au-dessous de vastes bancs » de sel gemme. »

Nous avons pu vérifier par nous-mêmes la fidélité de cette description; une chose frappera de prime abord tout observateur qui viendra pour la première fois étudier le crétinisme à Rosières.

Lorsque l'on monte sur le coteau qui domine la ville à l'ouest, on découvre un magnifique pays d'une admirable fertilité; les vignes, dont le coteau ouest est couvert, s'étendent jusqu'à la fondation des premières maisons. Au levant, la vue se prolonge vers des plaines bornées dans l'horizon par des bois assez considérables. Au midi, le sol offre de légères ondulations, mais qui ne sont pas assez élevées pour intercepter la libre circulation de l'air; la plaine s'étend vers le nord dans la direction de Saint-Nicolas, et c'est de ce côté aussi que s'écoulent, par la pente naturelle qui leur est offerte, les différents cours d'eau qui traversent Rosières et son territoire.

Lorsque l'on examine la position générale de Rosières, et qu'on la compare à celle des villages de la Maurienne et des vallées secondaires du duché d'Aoste, à l'embouchure de la vallée d'Arve, on se demande comment dans des localités si différentes existent les mêmes causes endémiques.

Les villages du pays que je cite sont cachés derrière le prolongement des montagnes, en sorte qu'en hiver ils sont entièrement privés de la lumière solaire, qui ne se montre que deux ou trois heures en été; tandis qu'à Rosières, l'air et la lumière pénètrent de tous côtés dans la ville. La rue principale, qui s'étend depuis l'entrée jusqu'à l'hospice qui se trouve à l'extrémité, est très-large; mais cette observation superficielle ne doit pas satisfaire celui qui veut étudier les causes prochaines ou éloignées d'une maladie endémique. Il est nécessaire que nous pénétrions dans l'intérieur des habitations, que nous examinions la manière dont la population est nourrie, chauffée, vêtue et éclairée. Il faut que nous fassions la part rigoureuse des conditions intellectuelles et morales dans lesquelles cette même population se développe; et lorsque nous aurons apprécié ces éléments divers, il nous sera possible de tirer des conclusions et sur la nature des causes délétères, et sur la manière de les combattre.

§ 3.

Habitations. — Si nous pénétrons dans les différentes parties de la ville et dans l'intérieur des habitations, nous verrons bientôt disparaître la première impression favorable que nous aura laissée Rosières.

Une foule de petites ruelles s'étendent des deux côtés de l'artère principale, surtout dans la direction du canal qui longe la ville au levant. Beaucoup des maisons qui sont renfermées entre les deux bras de la Meurthe ont été bâties aux XVe et XVIe siècles. Signalons une disposition particulière dans l'emménagement intérieur, disposition des plus désastreuses. La porte d'entrée et la fenêtre principale donnent sur la rue; vous entrez par un corridor qui s'étend jusqu'au canal, dans une longueur de 50 à 60 mètres. Les pièces d'habitation intermédiaires, entre la première chambre qui a vue sur la rue et la dernière qui regarde le canal, ne reçoivent souvent de jour que par la porte. Le corridor, avons-nous dit, est plus bas que la rue, mais les chambres sont encore plus basses que le corridor. Les planchers qui existent sont pourris; aussi les habitants sont-ils la plupart du temps en contact avec un sol froid et humide, envahi par les inondations, et les eaux croupissantes des ruelles qui longent les habitations finissent petit à petit par s'infiltrer jusque dans l'intérieur des maisons; si, dans la longueur d'un corridor, il y a une cour intermédiaire, cette cour est habitée par des vaches ou des cochons, et les habitants, dans ces tristes lieux, sont privés des deux agents si nécessaires à l'existence, l'air et la lumière; ils ne connaissent ni l'influence fécondante du soleil, ni celle d'une atmosphère salubre. Je n'ai vu, dans les études que j'ai pu faire sur le crétinisme, de conditions plus insalubres que celles de certains villages de la Maurienne, où les habitants passent la plus grande partie de leur vie dans des étables.

A Rosières, si quelques individus couchent dans des écuries, l'habitude n'est pas générale; mais les nombreuses familles pauvres de cette localité n'ont généralement qu'une chambre, et la famille toute entière habite dans ce même lieu. Nous sommes entrés dans une chambre où logeaient un tisserand, sa femme et leurs enfants; deux de ces enfants sont des crétins de naissance, un autre est un idiot; tous les trois sont gateux; la lessive de cette pauvre famille se faisait au moment de notre visite; la lumière arrive à ces malheureux par une fenêtre qui ne peut s'ouvrir à cause du métier de tisserand; par conséquent, l'air respirable ne leur est fourni que par la porte; nous avons mesuré cette chambre dans sa hauteur, sa largeur et sa profondeur, et après avoir fait la part de la place occupée par deux lits et un métier de tisserand, nous avons calculé que chaque habitant de ce triste repaire pouvait bien avoir trois mètres cubes d'air à respirer; et quel air!.... Toutefois, après avoir visité d'autres habitations, nous avons trouvé que le tisserand et sa famille étaient bien logés comparativement à d'autres malheureux. Ils occupent le premier étage, et ils sont au moins préservés de l'humidité si fatale dans les rez-de-chaussée à ceux qui y habitent; nous sommes entrés dans plusieurs de ces locaux; dans une maison, nous avons trouvé une jeune crétine de 18 ans, délaissée dans son lit et se vautrant dans ses ordures; dans d'autres habitations, les membres de la famille étaient absents et n'avaient pas même eu soin en sortant d'ouvrir les fenêtres, afin de changer l'air méphitique qu'ils respirent.

Il est facile de se figurer l'insalubrité de ces habitations en hiver; les murs sont bâtis avec une pierre gelisse, qui se trouve sur place en creusant les fondations; cette pierre est comme une éponge qui absorbe l'humidité et la renvoie par l'évaporation. Les ménages pauvres n'ont pas d'autre bois que celui qu'ils vont ramasser dans les forêts, et les plus fortunés sont ceux qui peuvent se procurer un poêle, ne calculant pas les inconvénients de vivre dans un milieu où l'air, échauffé parfois outre mesure, ne se renouvelle souvent que par les fissures des murs, ou par des portes et des fenêtres mal jointes.

§ 4.

Vêtements, nourriture. — Une des personnes qui nous accompagnaient était révoltée de la malpropreté qui règne et dans les maisons de ces malheureux et dans leur tenue; mais pour moi, qui ai pu observer les crétins des vallées des Alpes et de quelques parties du Piémont, j'ai constaté que les habitants pauvres de Rosières faisaient de louables efforts pour maintenir leurs crétins et leurs idiots aussi propres que leur dénuement le permet. Dans la Maurienne, la Tarentaise et la vallée d'Aoste, les individus se déshabillent rarement pour dormir; ceux qui sont les plus aisés ont un linceul pour toute l'année; la malpropreté des habitants est extrême; le linge est seulement lavé trois à quatre fois par an; aussi sont-ils couverts d'insectes (1). Je constate avec plaisir qu'à Rosières ils n'en sont pas encore réduits à ce triste état de dégradation.

Mais que dire de la nourriture? Hélas! elle est tout-à-fait insuffisante...., et la plupart du temps sa mauvaise qualité est un obstacle au développement des organes et à la réparation des pertes qu'ils ont subies; et comment, dans ce cas, les mères qui allaitent pourraient-elles communiquer à leurs nourrissons la vie qui, pour ainsi dire, leur manque? Les habitants pauvres se nourrissent presque exclusivement de pommes de terre; ils louent une parcelle de terrain communal; ils font labourer et fumer leur champ par un *fermier* qui, au bout de l'année, partage avec eux la récolte. Les provisions qu'ils peuvent ramasser en pommes de terre et autres légumes, sont placées dans des espèces de celliers souvent inondés dans la mauvaise saison; il n'existe pas de caves dans la plupart des maisons. Malgré le bon marché du pain, cet aliment précieux n'est pas abordable à tout le monde; nous en dirons autant du sel, qui devrait entrer en proportion plus notable dans les aliments. On compte des familles où l'on ne mange guère de pain que dans la soupe. La farine de maïs est un grand régal; quant à la viande, inutile de dire que lorsque certaines familles en mangent 3 ou 4 fois par an, elles s'estiment très-heureuses; les plus fortunées encore sont celles qui peuvent élever un cochon; mais la cherté des locations les empêche parfois de se procurer une ressource qu'elles n'exploitent souvent qu'au détriment de leur santé.

Le vin de Rosières a une certaine réputation, et on peut s'en procurer à très-bon marché; le vin, pris en certaines pro-

(1) Brière de Boismont. Annales médico-psychologiques. T. XI, juillet 1850.

portions et mêlé à des eaux qui sont de mauvaise qualité, serait une précieuse ressource; malheureusement, le pauvre est imprévoyant; l'excitation passagère que lui procure le vin lui fait oublier ses maux, et l'ivrognerie a pour lui des charmes qu'il paie bien chèrement dans la personne de ses enfants. Il est prouvé aujourd'hui, par les résultats des observations faites dans le Nord de l'Europe et en Angleterre, que rien ne contribue autant à la dégénérescence de l'espèce que l'ivrognerie des parents; et il arrive trop souvent que c'est sous la double influence de l'ivresse du père et de la mère que les enfants sont procréés.

§ 5.

Eaux potables. — L'eau est absorbée en trop grande quantité par notre économie pour que sa bonne ou mauvaise qualité doive passer inaperçue; que n'a-t-on pas dit sur l'influence des eaux dans le développement du goître et du crétinisme?

Il est un fait que l'on ne peut récuser, et que la commission scientifique du Piémont a été obligée d'admettre, c'est que dans les pays où le goître et le crétinisme sont endémiques, les eaux potables manquent en généralité de la limpidité cristalline propre aux bonnes eaux, et ont une saveur insipide.

Dans quelques-uns des lieux les plus infectés, on peut dire que les eaux sont de très-mauvaise qualité, et tellement surchargées de sulfates et carbonates calcaires, que plusieurs d'entre elles, à peine en contact avec l'air, déposent sur le sol des couches assez abondantes pour former une espèce de canal artificiel (1), et lorsque des observateurs nous révèlent que dans d'autres localités où règnent ces maladies,

(1) Annales médico-psycholog. Juillet 1850.

les eaux potables sont d'excellente qualité, ils nous confirment dans la croyance que nous espérons faire ressortir des faits exposés dans ce mémoire; savoir : que le goître et le crétinisme ne reconnaissent pas une cause unique dans leur génération, et que vouloir n'admettre qu'une seule espèce de causes serait se renfermer dans un cercle étroit, que viendraient briser les faits de l'observation médicale et de la saine philosophie. C'est, du reste, si je ne me trompe, une des conclusions de la commission scientifique du Piémont, dont nous comptons ici un des membres les plus distingués, M. le docteur Bertini.

J'ai dû me préoccuper dans ces études de la qualité des eaux potables de Rosières. Il existe dans cette localité trois sources principales, qui servent aux besoins des habitants : la source La Chappe, celle de Harcompré et la fontaine Saint-Jacques; toutes les trois jaillissent du coteau ouest qui est couvert de vignes; leur parcours est peu considérable, et ces eaux sont généralement peu aérées. Les eaux de la source La Chappe m'ont été indiquées comme ne cuisant pas les légumes. Je me suis informé près du savant M. Braconnot si les analyses de ces eaux avaient été faites, j'ai appris avec surprise qu'il n'existait pas sous ce rapport de documents officiels. Je dois à l'obligeance de M. Barbaut, pharmacien, l'analyse des eaux de ces trois sources, et je donne le résultat de ses expérimentations, que nous espérons plus tard continuer sur une plus vaste échelle.

Source La Chappe, eau mauvaise. — La saveur de l'eau est fade.

100 grammes ont été ramenés par l'ébullition à 30 grammes; traitée par différents réactifs, cette eau a donné divers précipités de sulfate de magnésie et de chaux; cette même eau contient aussi du carbonate de chaux, en assez grande quantité pour ne pas cuire les légumes et empêcher la dissolution du savon.

Source Harcompré, moins pure. — La saveur de cette eau est fraîche et agréable.

100 grammes ramenés par l'ébullition à 30 grammes ont donné un dépôt granuleux de 20 à 25 centigrammes. Traitée par divers réactifs, cette eau a fourni de l'hydrochlorate de chaux et de magnésie combinée avec des sulfates.

Eau de la source Saint-Jacques, très-pure. — L'eau de la source Saint-Jacques est la plus pure ; elle est tout-à-fait la même que celle de la source Harcompré; seulement le dépôt, par suite de l'évaporation, est très-peu abondant et presque nul. Cette eau est une des plus recherchées ; malheureusement la source est trop à fleur de terre, et il s'y mêle parfois des débris de matière animale et végétale qui en altèrent la limpidité.

Vous connaissez, Messieurs, les conclusions du mémoire lu, le 10 décembre dernier, à l'académie par M. le docteur Granger. Cet auteur prétend : 1° que c'est bien l'eau de certaines sources qui donne le goître ; 2° que c'est à la magnésie qu'il faut en attribuer le développement ; 3° qu'en séparant la magnésie des eaux potables, ou en recourant à des eaux qui ne contiennent pas cette substance en dissolution, on peut s'en préserver ; 4° que le sel ioduré à la dose maximum de 0,0005 employé pendant une année préserve complètement du goître, sans exposer à d'autres maladies.

Et c'est au moment même, Messieurs, où j'écris ces lignes, qu'un savant professeur de botanique, M. Chatin, vient d'émettre au sein de l'Institut une idée dont l'avenir se chargera de justifier la justesse. L'auteur que je cite semble avoir constaté que l'iode pénètre les trois règnes de la nature ; non seulement les plantes d'eau savent se l'approprier, mais les animaux vivant dans l'eau douce en font autant.

Quand on passe à l'examen des eaux elles-mêmes, on arrive à constater la présence du même corps, surtout dans les eaux ferrugineuses. L'extrême diffusion d'un corps chargé de remplir dans l'économie un rôle important, comme le fer, le soufre, le phosphore, fait voir son importance.

On sait que la thérapeutique s'est emparée avec succès des préparations iodurées, et il serait curieux, comme l'observe M. Fourcault, de pouvoir établir que lorsque les hommes de l'art croyaient administrer un spécifique, ils ne faisaient peut-être que restituer à l'économie un élément normal dont l'absence trouble l'harmonie des fonctions.

Au reste, l'idée de M. Chatin ne vient que confirmer les opinions émises dans ces derniers temps. La commission scientifique du Piémont, comme nous l'apprend M. Brière, avait déjà remarqué que les eaux potables des pays infectés manquent précisément des sels de brome et d'iode, qui entrent dans la composition des meilleures eaux potables, ou abondent en sels d'une action contraire, ou bien sont entièrement privées des uns et des autres.

Ajoutons que l'eau de Rosières, traitée par différents réactifs, ne nous a pas donné la moindre trace de brome ou d'iode.

Si j'insiste, Messieurs, sur la question du goître, c'est que Rosières, sous ce rapport, est, comme vous l'avez déjà vu, une des localités les plus malheureuses. Je vous envoie, m'écrit M. Taillard, médecin de Rosières, la liste des 240 goîtreux que nous avons vus (et nous n'avons observé que les plus remarquables). « J'ai vu, ajoute M. Taillard, dans ces détails cette hideuse calamité; aussi en ai-je été épouvanté. Non seulement l'espèce humaine est atteinte par le goître à Rosières, mais on m'assure qu'il n'était pas rare de voir des chiens et des chevaux soumis à la même infirmité; aussi est-ce peut-être la raison pour laquelle l'administration du haras ne fait pas consommer par ses chevaux le foin récolté dans les prairies qui appartiennent à l'établissement, ce foin étant de mauvaise qualité. »

On m'a fait observer aussi que la manière particulière de cultiver la vigne pouvait bien contribuer au développement du goître. Les habitants ont des bêches très-courtes; ils cultivent leurs vignes de haut en bas; ils prétendent de cette manière avoir plus de force, parce que tout le poids de leur corps appuie sur l'instrument; on conçoit facilement que dans cette position la tête se congestionne avec facilité, et que l'afflux du sang contribue à augmenter le calibre des veines du cou, si considérables généralement chez les goîtreux.

J'admets cette cause, elle peut avoir de l'influence, mais on n'oubliera pas les détails que j'ai donnés sur les mauvaises conditions hygiéniques dans lesquelles vivent les habitants de Rosières; c'est là que doit être le point de départ de cette malheureuse affection; permettez-moi de vous citer un fait comparatif : l'asile de Maréville renferme un assez grand nombre de goîtreux; la plupart nous sont arrivés avec leur infirmité, mais plusieurs aussi l'ont acquise dans la localité; elle se propageait sous l'influence des causes que je signale, et qui régnaient surtout dans le quartier des imbéciles et des idiots, l'absence d'air et le manque de lumière.

L'accumulation trop grande des individus, la privation du vin, une alimentation trop exclusivement composée de légumes secs étaient, par la pauvreté des éléments qu'ils apportaient à l'hématose, les éléments générateurs d'un mal qu'une sage administration est parvenue à faire disparaître.

§ 6.

Nous n'avons pas encore, Messieurs, épuisé la statistique des causes; il nous reste à examiner les causes individuelles, ainsi que les conditions intellectuelles et morales, au milieu desquelles se développent les habitants de Rosières.

Mariage des parents.—Une des causes les plus immédiates du crétinisme est certainement l'état sanitaire des parents. On conçoit quelle est l'action importante du mariage lorsqu'il a lieu souvent entre les habitants de la même localité, ayant déjà des prédispositions maladives. Malheureusement, dans certains cas, on n'a pas seulement à signaler des prédispositions, mais un état réel de maladie. J'ai vu à Rosières une femme jeune encore (c'est une demi-crétine), assez intelligente pour gagner sa vie à la broderie; elle s'était mariée à un demi-imbécile; six enfants sont nés de ce mariage, plus ou moins malingres et quelques-uns rachitiques. Les six enfants de cette malheureuse femme et son mari sont morts dans la dernière invasion du choléra; elle nous raconte avec sanglots ce fait, car l'amoindrissement d'intelligence chez cette femme n'a pas détruit la sensibilité morale. Aujourd'hui, elle s'est associée avec une autre crétine assez intelligente pour exercer le métier de brodeuse, et l'activité réunie de ces deux femmes suffit à soutenir leur existence.

Nous appellerons, Messieurs, votre attention sur un fait important à propos du croisement des races. On connaît l'importance de ce croisement pour ce qui regarde et l'amélioration de l'espèce, et les conditions de sa continuité; mais lorsque le milieu où des populations hétérogènes viennent se réunir pour se propager est un foyer d'infection, dès lors les lois du croisement des races sont lésées dans leur application, et les éléments étrangers viennent bientôt se fondre dans l'élément primitif.

Voyons ce qui s'est passé à Rosières.

En 1710, la population de la ville, d'après M. Henri Lepage, était de 481 habitants; aujourd'hui, elle s'élève à 2,210. Vous admettrez bien avec moi, Messieurs, que ce chiffre n'est pas l'expression de l'augmentation progressive de la population de 1710. Un nombre considérable d'étrangers a dû venir s'établir à Rosières; supposons encore que parmi ceux-ci il soit venu des habitants de quelques localités environnantes, qui sont loin d'être débarrassées des causes du crétinisme (1), on doit cependant reconnaître que Rosières a dû se trouver à plusieurs reprises revivifiée par ces immigrations d'étrangers, attirés sans doute par l'industrie des salines que l'on exploitait; et cependant le goître et le crétinisme n'ont cessé d'être endémiques dans cette localité, et les habitants âgés vous disent aujourd'hui : « Les crétins sont bien diminués ; il fallait visiter Rosières il y a 30 ou 40 ans pour voir les types les plus affreux, dont au moment actuel on ne trouve plus la représentation ». J'admets le fait, il est vrai, il est général. Il existe en Suisse, dans les Pyrénées, dans le Piémont; son expression plus ou moins avancée est le thermomètre des améliorations qui se sont opérées depuis le commencement de ce siècle surtout; mais, dans l'intérêt même de la prophylaxie, je suis obligé d'être jusqu'à un certain point pessimiste. Je suis persuadé que le crétinisme ne disparaîtra complètement que lorsque l'on s'attaquera vigoureusement à l'ensemble des causes qui produisent non seulement cette maladie, mais encore ses variétés ; et parmi elles, je compte l'élément scrofuleux, le rachitisme, l'idiotie, l'imbécillité et toutes ces dégénérescences de l'espèce humaine qu'un auteur a heureusement caractérisées de crétinisme des grandes villes.

Oui, Messieurs, le crétinisme peut diminuer, et jusqu'à un point disparaître dans telle ou telle localité; mais il serait dangereux de s'endormir sur l'action perturbatrice des causes primitives; tant que ces causes ne seront pas détruites, vous verrez, au sein des populations ci-devant crétinisées, des types nombreux de scrofuleux, de rachitiques, d'imbéciles et d'idiots; et ce que, sous ce rapport, M. le docteur Renaudin avait déjà observé à Sainte-Marie-aux-Mines, j'ai eu occasion de le remarquer à Rosières. Il suffit de visiter les salles d'école et les salles d'asile de cette localité, pour être frappé

(1) Il y a des crétins à Dombasle, à Dieuze, à Marsal, et dans d'autres localités de la Meurthe.

du grand nombre d'enfants ayant des têtes mal conformées : les uns sont apathiques, vicieux; les autres ne peuvent rien apprendre ou n'apprennent que difficilement; quelques-uns montrent déjà dès l'enfance la plus tendre les germes de la maladie dont ils seront les victimes plus tard.

J'ai examiné les adultes, j'ai été frappé de la petite taille d'un grand nombre d'entre eux et du cachet maladif qu'ils portent sur leur physionomie ; je dois à l'obligeance de M. Dron, secrétaire de la mairie et ancien instituteur, le tableau suivant des conscrits réformés par défaut de taille de 1840 à 1849.

En 1840	sur 27 conscrits	il y a eu	7 réformés.
1841	25		7
1842	16	—	5
1843	21	—	5
1844	27	—	4
1845	21	—	3
1846	29	—	4
1847	21	—	3
1848	20	—	3
1849	24	—	5
Total....	231 conscrits.		44 réformés.

Enfants naturels. — Il est une autre cause qui contribue à propager dans le sein des familles des éléments dégénérateurs de l'espèce, je veux parler des enfants illégitimes. Ces malheureux ne naissent pas seulement dans de mauvaises conditions sociales, mais ils apportent, en venant au monde, le germe des mauvaises prédispositions physiques et morales de leurs parents.

Le tableau suivant n'est pas sans intérêt :

NAISSANCE DES ENFANTS NATURELS DE 1840 A 1849.

1840	7	naissances illégitimes sur	68	enfants.
1841	6	—	55	—
1842	4	—	61	—
1843	4	—	51	—
1844	9	—	64	—
1845	6	—	60	—
1846	11	—	58	—
1847	6	—	57	—
1848	5	—	60	—
1849	9	—	64	—
Total....	67		597	

Je sais que ce chiffre, tout considérable qu'il soit, est encore loin de ce que nous offrent sous ce rapport les grandes villes ; il n'en est pas moins constant que le neuvième des naissances de la petite ville de Rosières est composé d'enfants illégitimes pendant une période de 9 années.

§ 7.

Je crois avoir épuisé, Messieurs, la série des causes qui peuvent contribuer à développer à Rosières le goître et le crétinisme ; je devrais peut-être vous parler des causes prochaines du crétinisme, mais quand je vous dirais que la cause du crétinisme est le trop de dureté du cerveau et sa structure défectueuse, que peut-être aussi ce n'est que le plus haut degré du rachitisme ou de la scrofule, ou bien encore que cette cause gît dans la prépondérance de la condition veineuse du sang, je ne ferais que vous exposer les théories tour à tour soutenues et combattues par les savants les plus distingués.

J'étais tenté, pour compléter mon sujet, de parler des conditions physiologiques, intellectuelles et morales dans lesquelles se trouvent les crétins et les goîtreux; mais j'aurais été entraîné trop loin; j'ai voulu me maintenir dans la ligne du programme : les causes et la prophylaxie.

Toutefois, avant de passer à cette dernière partie, je dois faire remarquer que lorsqu'une cause quelconque s'oppose au libre développement intellectuel, physique et moral de l'espèce, les produits qui en résultent sont identiquement les mêmes, soit au physique, soit au moral; sous ce rapport, le crétin de Rosières ressemble absolument au crétin des Alpes, et le crétin des Alpes à celui des Cordillères; j'ai annexé à ce mémoire quelques dessins que je dois à l'obligeance de M. l'abbé Maurice, curé de Velaine, esprit aussi remarquable qu'artiste distingué. On peut voir par les numéros 1 et 3 qu'une crétine de Dieuze et une crétine de Vaxy (Meurthe), que nous avons à l'asile, ont le type du n° 4, jeune crétine de Rosières, qui n'en diffère que par une intelligence relativement très-développée. Le nommé Achéron, enfant trouvé de Nancy, et qui est dessiné dans le tableau numéro 2, peut nous donner une idée de ce que l'on appelle dans ces derniers temps crétins des grandes villes; c'est un individu imbécile, sourd-muet, plutôt rachitique que crétin, et ayant un goître induré énorme qu'il a un plaisir véritable à montrer aux étrangers.

Si nous trouvons que les crétins de tous les pays du monde parcourent leur triste existence sous l'empire des mêmes lois physiologiques et intellectuelles, nous remarquons aussi dans les conditions de leur naissance et de leur propagation des anomalies étranges, incompréhensibles, et qui nous prouvent, pour la millième fois, qu'il existe dans l'ordre naturel des choses et des faits recouverts jusqu'à ce jour d'un voile impénétrable. Comment se fait-il, par exemple, que des parents parfaitement bien portants au physique et au moral produisent des enfants crétins, et que des individus crétinisés aient des enfants parfaitement bien constitués? Le tableau numéro 6, que j'ai l'honneur de vous présenter, nous signale un fait de ce genre. La jeune crétine de 18 ans dessinée par M. l'abbé Maurice est l'aînée de cinq enfants parfaitement bien portants, et nés de parents qui se trouvent dans de bonnes conditions de santé et de fortune. La malade, qui est un type de crétine au dernier degré, est soutenue dans le tableau par sa sœur, qui est une charmante enfant de quinze ans. Ce fait n'est malheureusement pas le seul que je pourrais signaler. On nous a cité M. X....., ancien employé supérieur du Haras, qui est arrivé à Rosières avec sa famille composée d'enfants bien portants. Mme X..... est cependant accouchée à Rosières d'un enfant crétin. Je ne me hasarderai pas à donner des explications; toutefois, je ne puis m'empêcher de dire que généralement l'on ne fait pas assez attention à l'action des causes morales. La mère dans l'état de gestation se trouve dans des conditions physiologico-psychologiques bien différentes, et l'influence des causes morales peut se faire sentir jusque dans l'organisation du fœtus qu'elle porte. C'est ainsi que l'on nous a assuré que pendant tout le temps de sa grossesse, Mme X..... ne s'était pas séparée d'une jeune crétine, qu'elle soignait avec un dévouement extrême. La mère de l'enfant crétin dont vous voyez le portrait me racontait que, pendant sa grossesse, elle ne pouvait assez rassasier sa vue de l'aspect d'enfants crétins, et qu'elle avait un inexprimable plaisir à les voir jouer ensemble.

§ 8.

Prophylaxie et traitement. — Nous abordons, Messieurs, un sujet d'un grand intérêt pratique; ce que j'ai dit sur les causes du goître et du crétinisme vous a déjà fait entrevoir les éléments rationnels de la prophylaxie et du traitement. Aussi serai-je court, explicite et aussi aphoristique que possible. Toutefois, avant de commencer, je me trouve sous l'empire d'une idée que je ne puis m'empêcher de vous communiquer. Le sort des crétins de Rosières a déjà été beaucoup amélioré par les soins d'une administration municipale zélée et intelligente; aussi, ce qui me reste à dire est-il moins une critique de ce qui existe encore, que l'expression même des vœux de beaucoup d'honorables habitants de cette localité. Vivant moi-même dans un asile d'aliénés, je sais que le progrès est une chose lente à accomplir, et lorsque nous signalons les vices d'un ancien ordre de choses, nous ne cherchons pas à blâmer les intentions de nos prédécesseurs, nous constatons seulement, dans beaucoup de cas, l'impossibilité où ils se sont trouvés de réaliser tout le bien qu'ils auraient désiré.

§ 9.

Améliorations des habitations. — Les conditions d'une habitation saine sont excessivement importantes ; malheureusement, je ne prévois pas à Rosières la possibilité d'améliorer les anciennes maisons dont j'ai signalé la construction vicieuse. Ces maisons devraient être détruites, et le sol rehaussé avec leurs débris. On se préserverait ainsi des inondations et des causes d'infiltration de matières délétères et putrides. Peut-être est-ce au rehaussement qui s'est fait naturellement dans le terrain sur lequel est bâtie la ville que l'on doit, en partie, la diminution du crétinisme. On m'a assuré que des fouilles opérées avaient fait découvrir les traces d'habitations qui étaient au moins à trois mètres au-dessous du sol actuel.

§ 10.

Précautions contre les causes locales. — Les maisons qui se trouvent au levant, le long du canal et de la rivière, sont environnées de trop d'arbres fruitiers; ces arbres empêchent la libre circulation de l'air. Les moyens employés pour l'écoulement des eaux ne sont pas assez bien entendus; les causes d'humidité et d'évaporation sont permanentes et développent des miasmes paludéens, dont l'influence a déjà été souvent appréciée par les physiologistes, dans l'étude de la congestion et de l'hypertrophie de certains organes, et l'on doit être encouragé dans les desséchements et l'application de meilleurs moyens de canalisation par ce qui a été fait à la Robertsau, près de Strasbourg; là aussi on avait à déplorer l'existence des causes endémiques du crétinisme.

§ 11.

La création d'un comité d'hygiène publique, établi dans le chef-lieu du canton, serait une chose très-précieuse. Ce comité communiquerait à l'administration locale une force nouvelle, et l'aiderait à lutter contre les préjugés et souvent contre la mauvaise volonté des administrés, qui à Rosières, comme partout ailleurs, luttent contre l'autorité qui veut leur imposer des règlements sanitaires, soit par leur mauvais vouloir, soit, le plus souvent encore, par la force d'inertie. Ce comité, dans lequel devrait nécessairement entrer l'élément médical, s'occuperait de tout ce qui aurait trait à l'amélioration de l'hygiène. Les pauvres ont besoin sous ce rapport d'être aidés non seulement par de bons conseils, mais par des moyens plus efficaces qu'il est inutile d'indiquer. Il veillerait aussi aux conditions du couchage, qui intéresse à la fois l'hygiène et la morale. Il est déplorable de voir que, faute de couchages et d'espace, les enfants d'une même famille soient obligés de coucher ensemble, sans distinction de sexes.

Je suis entré dans une habitation, en compagnie de M. Taillard, médecin, et de M. Bariod, interne à Maréville; nous avons trouvé étendue sur de la paille une jeune fille de 16 ans, que dévorait la fièvre. Son père, sa mère et un autre enfant reposent dans un lit, et la jeune fille couche avec son frère, âgé de 19 ans.

§ 12.

Mesures propres à développer l'activité sociale. — Il existe à Rosières une fabrique de drap, et il est bien à désirer qu'il puisse s'en établir d'autres. Cette fabrique, qui s'occupe à faire du drap avec de vieux débris de vêtements, emploie, m'a-t-on dit, une centaine de personnes. Beaucoup d'enfants trouvent moyen de gagner jusqu'à 50 centimes par jour, en enlevant les fils de laine qui composent la trame des chiffons que l'on destine à la confection d'un drap nouveau. Un certain nombre de femmes, de jeunes filles et d'enfants de 12 à 15 ans peuvent gagner aussi de 40 à 75 centimes par jour, en faisant de la broderie; mais cette industrie repose sur un élément très-mobile; elle offre dans son application des intermittences qui enlèvent à ces malheureux leurs moyens d'existence.

§ 13.

Ecoles, éducation. — Grâce à l'administration locale, les écoles sont aujourd'hui bien tenues. Un jeune instituteur intelligent dirige les garçons, les jeunes filles sont sous la conduite de Sœurs de la Doctrine chrétienne. Il y a aussi une salle d'asile. Malheureusement, le local est insuffisant et mal aéré. Il ne s'y trouve pas de cour et de jardin où ces enfants, si prédisposés au goître ou au crétinisme, puissent prendre leurs ébats. La musique, si propre à éveiller les sentiments et l'intelligence, la gymnastique, à l'aide de laquelle il est possible d'améliorer les conditions physiologiques des enfants maladifs, devraient être employés dans ces écoles.

C'est le vœu du jeune instituteur M. Odinot; je me fais un devoir, Messieurs, de vous communiquer la lettre qu'il m'a écrite. Les faits qui y sont exposés feront ressortir mieux encore la nécessité de donner à l'éducation de ces enfants une direction en rapport avec leurs dispositions natives.

« Rosières-aux-Salines, le 31 août 1850.

» Monsieur le docteur,

» Voici les renseignements que vous m'avez fait l'honneur » de me demander. Je vous les aurais transmis plus tôt, si je » n'avais cru devoir y réfléchir quelques jours.

» Ma classe compte en été 60 élèves et en hiver 123.

» Je crois pouvoir les distribuer en 5 classes.

» 1° Enfants capables et joueurs. . .	Vifs . .	18	27
	Lents .	9	

» 2° Enfants capables et jouant rarement, à moins » d'y être engagés ou forcés. 6

» 3° Enfants assez intelligents et jouant rarement. 19

» Dans ce nombre se trouve le petit albinos.

» Il paraît avoir des dispositions pour l'arithmétique. La faiblesse de sa vue lui fait rechercher l'obscurité. On le voit rarement rire et jouer, quoiqu'il » parle souvent. Son père et sa mère sont, dit-on, » bien constitués.

» Le premier de ceux dont vous avez mesuré la » tête est un enfant excessivement gâté, abandonné » à toutes ses fantaisies. Je le crois ivrogne et vicieux. » Il descendra certainement dans une des dernières » classes.

» 4° Enfants peu capables, quelquefois joueurs, » mais à des jeux simples et grossiers. 62

5° Enfants incapables, jouant très-rarement ou ne » jouant jamais. 9

Observations particulières.

» 1° X..... est âgé de 13 ans, sait lire et écrire; il serait » idiot, si ses parents n'en avaient eu grand soin.

» 2° B..... est bègue, se soutenant difficilement sur ses jam- » bes. Vue très-faible.

» 3° C..... est complètement idiot. Ses parents n'en ont au- » cun soin.

» 4° D..... est abandonné à lui-même, très-mal élevé. Il » pourrait être beaucoup mieux, s'il avait été soigné.

» 5° E..... est presque sourd, très-hargneux. Il était beau- » coup mieux étant jeune.

» 6° F..... et G..... sont abandonnés à eux-mêmes, pres- » que idiots.

» 7° H..... et I..... sont deux frères. Le père est ivrogne, » brutal, il a hébété sa femme. Les enfants sont excessive- » ment sales, paresseux.

» Les enfants de la quatrième catégorie sont tous arriérés, » quoique la moitié sache lire.

» Il m'est impossible de donner des renseignements sur les » enfants vicieux, je ne puis les connaître.

» Les heures de travail des enfants ne sont nullement ré- » glées. Les parents les occupent lorsqu'ils en ont besoin. Un » grand nombre mènent paître les bestiaux.

» J'ai pu remarquer que les enfants s'occupent générale- » ment, soit au travail, soit au jeu, en proportion de leur in- » telligence. Ceux chez lesquels elle fait défaut n'ont pas plus » d'aptitude pour les travaux du corps que pour ceux de l'es- « prit.

» Lorsqu'un enfant joue, il n'est plus idiot. Si l'on pouvait » soumettre les imbéciles à des exercices corporels, qui dé- » gageassent leur corps, on élèverait d'autant leur intelligence. » Mais il faut pour cela du temps, des soins et de la patience.

» Je n'ai encore remarqué dans mes enfants aucune dispo- » sition artistique prononcée.

» Tels sont, Monsieur le docteur, les renseignements que » je puis actuellement vous donner. Je me ferais grand hon- » neur de vous répondre si vous aviez encore à m'interro- » ger sur des faits qui soient à ma connaissance.

Signé : ODINOT.

Mariages, accouchements (1). — « Il faudrait, dit la commission scientifique du Piémont, empêcher, par toutes les voies possibles, que deux personnes qui ont une tendance au crétinisme, ou qui appartiennent toutes deux à des familles dans lesquelles le crétinisme paraît héréditaire, ou bien qui sont rachitiques ou scrofuleuses au dernier degré, ne contractent mariage entre elles, et favoriser, au contraire, le croisement des races. » Je sais ce que cette prescription a de délicat et de difficile avec l'existence de notre législation. Toutefois, il serait bien utile que le comité d'hygiène dont je parle régularisât le service des accouchements, afin qu'il ne tombât pas entre les mains de femmes ignorantes et inexpérimentées. On ne doit pas perdre de vue que dans le Bas-Valais, selon les observations du docteur Moré, médecin communal de La Montée, le crétinisme a commencé à perdre de son intensité, dès qu'on a ouvert une école d'obstétrique, et qu'on a confié la charge d'accoucheuse seulement à des femmes qui

(1) Annales médico-psychologiques du mois de juillet 1850. Examen du rapport de la commission par M. Brière de Boismont.

avaient suivi cette école, pendant plusieurs années, et donné des preuves d'une aptitude incontestable (1).

Prix, encouragements. — Qui n'approuverait, Messieurs, l'usage établi dans plusieurs villes de l'Allemagne d'instituer des prix d'encouragement pour les plus sobres et tempérants, et pour ceux qui maintiennent le plus de propreté dans leurs habitations? Dans un siècle où l'on s'occupe beaucoup de l'amélioration de la race chevaline, serait-il donc ridicule d'établir des récompenses pour ceux, parmi les pauvres surtout, qui, par l'exemple de leurs vertus domestiques et l'observation des prescriptions hygiéniques, contribueraient à l'amélioration de la race humaine? La propreté, a dit un grand écrivain des premiers siècles de l'Eglise, est plus qu'une qualité, c'est une vertu! Mais lorsque cette vertu se trouve parmi les classes malheureuses, que la misère est si puissante à démoraliser, elle acquiert un mérite de plus. Je cite avec bonheur un fait dont j'ai été témoin à Rosières, et qui prouve que l'on ne doit jamais désespérer de relever la nature humaine par l'élément de la moralité. La famille du tisserand dont j'ai déjà parlé est composée de huit enfants. Trois de ces enfants n'ont plus même conservé l'instinct de faire proprement leurs besoins les plus naturels; et cependant cette malheureuse femme les maintient tous propres. L'ivrognerie est un vice commun à Rosières, et jamais on n'a vu le chef de cette pauvre famille dépenser un sou au cabaret; tout son travail est consacré à l'entretien de sa nombreuse famille. Lorsqu'il peut gagner 20 sous par jour, il estime avoir fait une bonne journée. Ces braves gens ne sont préoccupés que de leurs enfants, et M. Taillard me citait un trait caractéristique : c'est que la femme, qui avait des cheveux d'une remarquable beauté, est allée les vendre à Nancy un jour où il n'y avait rien à manger à la maison.

(1) Annales médico-psychologiques, juillet 1850, page 410.

§ 14.

FONDATION D'UN INSTITUT SPÉCIAL DESTINÉ A RECUEILLIR LES CRÉTINS DE ROSIÈRES.

Un honorable habitant de Rosières, M. Poirel, ingénieur, a eu l'heureuse et philanthropique pensée de proposer au conseil municipal la création d'une institution spéciale, annexée à l'hospice de la ville, pour y réunir les crétins qui ne pourraient être maintenus dans leurs familles qu'avec les plus grands inconvénients.

En 1846, j'ai déjà eu occasion de signaler, dans une lettre adressée à l'honorable et savant docteur Ferrus, l'existence d'une institution semblable, fondée en Suisse, sur la montagne de l'Abendberg, par le docteur Guggenbühl. J'avais visité cette institution, j'en démontrais l'importance en citant les paroles prononcées par M. le conseiller d'Etat Schneider, en 1841, en présence de la Société helvétique des sciences naturelles. « J'exprime la conviction intime, disait M. Schneider, que désormais on ne pourra pas plus se passer d'établissements semblables que de ceux que l'on a formés pour les sourds-muets, les aveugles et les aliénés; je crois donc que l'argent consacré à faire l'expérience de changer de misérables créatures, infirmes de corps et d'esprit, en hommes utiles, est employé avec fruit et sagesse. »

Je suis heureux, Messieurs, de pouvoir citer ces paroles en présence de savants réunis, des points les plus différents, dans le but de faire avancer les intérêts sacrés de la science et de l'humanité. J'espère que cette idée, émise au sein de cette honorable assemblée, portera ses fruits; consacrée par vous, elle en acquerra une influence plus grande, et détruira plus facilement certains préjugés qui empêchent des hommes fort honorables, du reste, de se lancer résolument dans la voie du progrès.

Les préjugés dont je parle existent, je les ai entendu exprimer; quelques personnes regardent les crétins comme des êtres tellement dégradés au moral, qu'il est impossible de rien en faire de bon, tellement insensibles au physique, qu'ils n'éprouvent pas même l'influence du froid, du chaud ou du mal qui peut leur arriver; mais mon intention a été de réunir dans le dernier paragraphe quelques arguments qui, tout en résumant la question, démontreront, j'espère, la nécessité de l'isolement des crétins.

§ 15.

Je sais que les crétins sont des êtres dégradés, souvent vicieux, parfois dangereux; mais à qui la faute, et comment leur est-il possible de s'améliorer au milieu des conditions sociales où ils se trouvent? J'ai signalé à Rosières l'existence de 52 crétins très-remarquables, je ne compte pas le nombre plus considérable de ceux qui sont prédisposés à le devenir.

Sur ces 32 individus, 17 le sont d'une manière complète, 14 sont des semi-crétins, dont les forces et la demi-intelligence peuvent être encore utilisées; 19 appartiennent au sexe masculin, 12 au sexe féminin; 21 sont au-dessus de 20 ans, 10 au-dessous de cet âge.

Ces individus, m'écrit M. Dron, secrétaire de la mairie, sont généralement originaires de Rosières, ainsi que leurs pères et mères; ils appartiennent à la classe pauvre; ils habitent ordinairement des locaux insalubres; on ne remarque pas qu'ils soient passionnés, ils sont plutôt sous le poids d'une apathie digne de remarque.

Je relève l'observation de M. Dron et j'ajoute : C'est cette apathie fatale qu'il s'agit surtout de combattre, en plaçant ces êtres malheureux dans un milieu convenable, où leur éducation physique, intellectuelle et morale recevra un nouveau développement. Si l'expérience n'avait pas déjà été faite, la proposition semblerait de prime abord paradoxale; les efforts généreux tentés dans ces derniers temps en Suisse ont prouvé que, chez les crétins, ceux auxquels on s'était donné la peine d'enseigner, avec persévérance, la science du langage ne tombaient pas dans une idiotie pareille à celle que l'on remarque chez ceux dont on a complètement négligé l'enfance. La même méthode, appliquée aux imbéciles de divers degrés et aux enfants arriérés, a été couronnée de succès à Bicêtre et dans d'autres endroits, à Bicêtre surtout, grâce à l'impulsion donnée, sous ce rapport, par M. le docteur Voisin; et ces observations, prises chez des individus dont l'organisme est imparfait, nous donnent néanmoins une idée de l'influence que le signe ou la parole exerce sur l'encéphale.

Nous ajouterons, avec un médecin philosophe (1) : « Ces » observations nous montrent que la puissance intellectuelle, » résultant de la réunion de l'âme à l'organisme nerveux, » n'est rien de plus qu'un germe, qui, comme l'œuf renfermé » dans l'ovaire, a besoin d'être fécondé pour produire un nou- » vel être. Elles nous apprennent que, dans la génération in- » tellectuelle, c'est l'enseignement qui est chargé de l'œuvre » de la fécondation. »

Or, si les crétins et les semi-crétins sont susceptibles d'amélioration, ce ne sera que dans une institution spéciale qu'ils pourront recevoir ce bienfait.

Je ne recule devant aucune objection, je connais tous les degrés du crétinisme, et tout ce que l'on peut dire de ces êtres malheureux. On les a présentés comme tellement insensibles aux influences morales, qu'ils ne connaissaient pas même la douleur physique.

M. Taillard me cite l'histoire d'un crétin qui, après s'être

(1) M. Buchez.

cassé la cuisse, ne s'en traînait pas moins d'habitation en habitation pour mendier son pain; ce n'est qu'après sa mort que l'on a découvert une fausse articulation dans la continuité du fémur. Un autre se crève un goître énorme avec son couteau, l'arrache, et guérit; plusieurs sont vagabonds et couchent dans les champs; soumis à toutes les intempéries des saisons, on a remarqué néanmoins que le choléra les avait ménagés en 1831 et 1832. Et que n'a-t-on pas dit encore sur leur insensibilité morale? La même chose, Messieurs, a été proclamée des aliénés, des imbéciles et des idiots; aussi, les a-t-on laissés longtemps dans l'état le plus complet de délaissement; aujourd'hui pourtant ces mêmes êtres, si profondément dégradés, vivent en commun sous l'empire d'une règle et d'une discipline. Ils étonnent les étrangers qui viennent les voir par leur activité, leur travail, leurs bons sentiments, et nous sommes assez heureux de pouvoir relever en eux la nature humaine.

Un de nos malades, qui n'est autre qu'un demi-crétin de Rosières, sourd-muet et imbécile, mendiant de profession, a tué un de ses camarades pour la valeur d'une pièce de cinq centimes qu'il lui disputait; c'est aujourd'hui un de nos meilleurs travailleurs et un des plus disciplinés.

Bref, ou les crétins dont je parle sont des êtres complètement incurables et souvent dangereux, ou bien ils sont susceptibles d'être améliorés; dans l'un et l'autre cas, la société est tenue de s'occuper d'eux, et l'isolement, dans une institution spéciale, est un bienfait et pour la société elle-même et pour ceux de ses membres si profondément déchus.

Dans le premier cas, vous enlevez du sein de la population générale des éléments qui ne peuvent que lui nuire, car on peut avancer sans témérité, lorsqu'on connaît l'influence si fatale sur les enfants de l'exemple et de l'imitation, qu'un crétin qui vit au sein d'une famille est, par le seul fait de sa présence, une cause incessante d'hérédité.

Dans le second cas, vous finissez par rendre à la société des êtres que vous avez guéris ou améliorés, et qui plus tard deviendront des membres utiles de la grande famille humaine.

Telle est, Messieurs, l'histoire du crétinisme à Rosières, et le résumé de ce que l'on peut faire pour extirper de cette localité cette plaie hideuse; si je n'ai pas rempli complètement mon programme, en vous édifiant sur les causes de cette maladie, je crois avoir rempli mon but principal, qui était d'exciter vos sympathies à l'égard de ces malheureux et d'appeler, en même temps, l'attention de l'administration éclairée de ce département sur la possibilité d'améliorer le sort de tant de familles infortunées.

Pierre f.it

lith L. Digout à Nancy

www.ingramcontent.com/pod-product-compliance
Ingram Content Group UK Ltd.
Pitfield, Milton Keynes, MK11 3LW, UK
UKHW021027200726
13857UKWH00004B/1624